Baby Shower

_____

_____

_____

_____

_____

Name	Gift

Name	Gift

Name	Gift

Name	Gift

Name	Gift

Name	Gift

Name	Gift

Name	Gift

Name	Gift

Name	Gift

www.ingramcontent.com/pod-product-compliance
Lightning Source LLC
Chambersburg PA
CBHW061748260326
41914CB00006B/1033

* 9 7 8 1 8 3 9 9 0 3 5 7 1 *